46 Recetas De Comidas Para Incrementar La Producción De Leche Materna:

Usando Los Mejores Ingredientes Naturales Para Ayudar a Su Cuerpo a Producir Leche Saludable Para Su Bebe

Por

Joe Correa CSN

DERECHOS DE AUTOR

RECONOCIMIENTOS

Este libro está dedicado para todas las madres que están embarazadas o han tenido un bebé recientemente.

46 Recetas De Comidas Para Incrementar La Producción De Leche Materna:

Usando Los Mejores Ingredientes Naturales Para Ayudar a Su Cuerpo a Producir Leche Saludable Para Su Bebe

Por

Joe Correa CSN

CONTENIDOS

ACERCA DEL AUTOR

Luego de años de investigación, honestamente creo en los efectos positivos que una nutrición apropiada puede tener en el cuerpo y la mente. Mi conocimiento y experiencia me han ayudado a vivir más saludablemente a lo largo de los años y los cuales he compartido con familia y amigos. Cuanto más sepa acerca de comer y beber saludable, más pronto querrá cambiar su vida y sus hábitos alimenticios.

La nutrición es una parte clave en el proceso de estar saludable y vivir más, así que empiece ahora. El primer paso es el más importante y el más significativo.

INTRODUCCIÓN

46 Recetas De Comidas Para Incrementar La Producción De Leche Materna: Usando Los Mejores Ingredientes Naturales Para Ayudar a Su Cuerpo a Producir Leche Saludable Para Su Bebe

Por Joe Correa CSN

La alegría por la cercanía con su bebé a través del amamantamiento es definitivamente una de las experiencias más sorprendentes en la vida. Un recién nacido, su crecimiento y proceso de desarrollo dependen completamente de la madre y la calidad de la leche. Una madre saludable significa leche nutritiva, lo que le dará al bebé la fuerza necesaria en la primera etapa de la vida. Cuando escoge amamantar, usted está invirtiendo en la salud futura de su bebé.

Su cuerpo es un organismo fantástico. Realiza millones de procesos químicos cada día para crear el balance correcto de nutrientes para ayudar al recién nacido a crecer como un niño fuerte. A las nuevas madres usualmente les atemoriza el cambiar los hábitos nutricionales, ya que podrían afectar la producción de leche. La falta de información durante el embarazo lleva a conclusiones erradas.

Para llegar a los mejores resultados y darle a su hijo los nutrientes esenciales para su desarrollo, usted debe poner el esfuerzo necesario. Comer las cantidades y tipos de alimentos correctos, pueden ayudar a su hijo a obtener el mejor efecto del amamantamiento.

Las cantidades de comida dependen del cuerpo de cada persona. Lo que debe aprender es a escuchar las necesidades de su cuerpo.

La dieta desbalanceada de corto plazo durante el amamantamiento no afectará significativamente la producción de leche. Sin embargo, si tiene hábitos malos durante un período más largo, definitivamente tendrá efectos indeseados en la calidad y cantidad de su leche, y el desarrollo de su bebé en la etapa más importante.

Teniendo esto en mente, he creado estas recetas deliciosas que le proveerán todos los nutrientes necesarios que usted y su bebé necesitan. Realmente espero que este libro haga cambios positivos en su vida, y le de nuevas y ideas de comidas para todos los días de este camino hermoso que está por empezar. Quise mantener estas recetas tan simples como fuera posible, porque sé qué tan importante es cada segundo con su niño.

Pruebe cada una de estas recetas y disfrute este período de su vida. ¡Lo merece!

46 RECETAS DE COMIDAS PARA INCREMENTAR LA PRODUCCIÓN DE LECHE MATERNA: USANDO LOS MEJORES INGREDIENTES NATURALES PARA AYUDAR A SU CUERPO A PRODUCIR LECHE SALUDABLE PARA SU BEBE

1.   Risotto con Brotes de Bruselas

Ingredientes:

1 libra cordero

1 taza arroz

12 onzas brotes de Bruselas

¼ taza maíz dulce

4-5 piezas maíz bebé

2 cucharadas manteca, ablandada

1 cucharada cúrcuma, molida

1 cucharadita de sal marina

¼ cucharadita pimienta negra recién molida

3 tazas caldo de cordero

Preparación:

Lavar la carne bajo agua fría y secar con papel de cocina. Poner en una fuente limpia y usando un cuchillo, trozar en piezas pequeñas. Poner la carne al fondo de una olla grande. Añadir 3 tazas de agua y tapar. Cocinar por 30 minutos, a fuego medio.

Remover la carne, pero reservar el líquido para el arroz. Añadir el arroz y sazonar con sal, pimienta y cúrcuma. Cocinar por 8 minutos, revolviendo ocasionalmente. Finalmente, añadir los trozos de carne y revolver. Cocinar 5 minutos más.

Mientras tanto, derretir la manteca en una sartén grande. Añadir los brotes de Bruselas, maíz y maíz bebé. Cocinar por 15 minutos, revolviendo constantemente hasta que los brotes estén dorados. Servir con el arroz y la carne. Añadir más pimienta y sal a gusto.

Información nutricional por porción: Kcal: 491, Proteínas: 34.8g, Carbohidratos: 61.4g, Grasas: 13.4g

2.   Budín de Pollo con Alcachofas

Ingredientes:

1 libra carne de pollo oscura y blanca, cocida

2 alcachofas

2 cucharadas de manteca, sin sal

2 cucharadas de aceite de oliva extra virgen

1 limón exprimido

un puñado de hojas de perejil fresco

1 cucharadita de sal Himalaya rosa

¼ cucharadita de pimienta negra recién molida

½ cucharadita de ají picante molido, para cubrir

Preparación:

Lavar la carne y secar con papel de cocina. Trozar en piezas pequeñas y remover los huesos. Frotar con aceite de oliva y dejar a un lado.

Calentar una sartén a fuego medio/alto. Bajar el fuego a medio y añadir el pollo. Cocinar por 1 minuto y rotar la carne. Tapar y reducir el fuego al mínimo. Cocinar por 10 minutos sin remover la tapa.

Apagar el fuego y dejar reposar por 10 minutos. Remover la tapa y dejar a un lado.

Mientras tanto, preparar la alcachofa. Cortar el limón por la mitad y exprimir el jugo en un tazón pequeño. Dividir el jugo por la mitad y dejar a un lado.

Usando un cuchillo afilado, recortar las hojas externas hasta alcanzar las amarillas y blandas. Cortar en trozos de media pulgada. Frotar con la mitad del jugo de limón y poner en una olla profunda. Añadir agua hasta cubrir y cocinar hasta que esté blando. Remover del fuego y colar. Dejar enfriar.

Combinar la alcachofa con el pollo en un tazón grande. Añadir la sal, pimienta y jugo de limón restante. Derretir la manteca a fuego medio y rociar sobre el budín. Rociar con ají picante y perejil, y servir.

Información nutricional por porción: Kcal: 486, Proteínas: 47.4g, Carbohidratos: 11.5g, Grasas: 28.4g

3.   Risotto con Pollo y Pan Pide Remojado

Ingredientes:

1 libra carne de pollo, partes oscuras y blancas

½ taza arroz

4 tazas caldo de pollo

1 pan pide grande, en trozos pequeños

1 cucharadita sal

½ cucharadita pimienta negra recién molida

Crema agria para cubrir (opcional)

Preparación:

Lavar el pollo y secar con papel de cocina. Cortar en trozos pequeños y remover los huesos. Frotar con sal y poner en una olla profunda. Añadir 4 tazas de caldo de pollo y cocinar por 30 minutos.

Cuando la carne ablande, remover de la olla, pero mantener el líquido. Añadir el arroz y cocinar por 10 minutos, revolviendo ocasionalmente.

Mientras tanto, cortar el pollo en trozos más pequeños y poner en un tazón grande. Dejar a un lado.

En otro tazón, cortar el pan pide en trozos pequeños. Añadir el arroz y el caldo restante para remojar el pan. Añadir los trozos de pollo y dejar reposar por 15 minutos más. Sazonar con sal y pimienta antes de servir.

Puede cubrir con crema agria opcionalmente.

Información nutricional por porción: Kcal: 445, Proteínas: 43.7g, Carbohidratos: 48.1g, Grasas: 6.8g

4.   Espinaca y Puerros Asados

Ingredientes:

12 onzas espinaca fresca

3 puerros grandes, en rodajas

2 cebollas moradas, en rodajas

2 dientes de ajo, aplastados

½ taza queso de cabra

3 cucharadas aceite de oliva extra virgen

1 cucharadita de sal marina

Preparación:

Calentar el aceite de oliva a fuego medio/alto. Añadir el puerro, ajo y cebollas. Freír por 5 minutos, a fuego medio.

Añadir la espinaca y revolver. Sazonar con sal marina y continuar cocinando por 4 minutos, revolviendo constantemente.

Remover del fuego y rociar con queso de cabra fresco.

Servir inmediatamente.

Información nutricional por porción: Kcal: 301, Proteínas: 9.6g, Carbohidratos: 24.7g, Grasas: 20.4g

5.   Pan con Queso Cremoso y Aceite de Oliva

Ingredientes:

14 onzas harina de trigo integral

1 ¼ taza agua tibia

2 cucharadas aceite de oliva

1 cucharadita polvo de hornear

1 cucharadita miel

1 cucharadita sal

2 cucharadas levadura seca

Para el relleno:

1 taza Queso feta

3 cucharadas romero fresco, picado fino

3 cebollas de verdeo, en rodajas

2 dientes de ajo, aplastados

½ taza aceitunas

6-7 granos de pimienta

¼ taza aceite de oliva

Preparación:

Combinar todos los ingredientes secos en un tazón grande. Añadir agua gradualmente, batiendo bien luego de cada adición. Agregar el aceite de oliva y revolver bien. Cubrir con una toalla limpia y dejar reposar por 30 minutos a temperatura ambiente.

Amasar por 10 a 15 minutos hasta que la masa esté suave y elástica. Poner en un tazón engrasado y dejar leudar por 1 hora.

Precalentar el horno a 375 grados y hornear por 30 minutos. Remover del horno y dejar reposar.

Cortar el pan y rellenar con queso feta, romero, ajo, aceitunas, granos de pimienta y aceite de oliva. Hornear por 10 minutos más.

Remover del horno y dejar enfriar completamente. Rociar con cebollas de verdeo y servir.

Información nutricional por porción: Kcal: 349, Proteínas: 8.1g, Carbohidratos: 34.3g, Grasas: 20.7g

6.   Vieiras Mediterráneas

Ingredientes:

4 vieiras mediterráneas grandes, limpias

4 cucharadas aceite de oliva extra virgen

1 cucharadita de sal marina

1 cucharadita polvo de ajo

1 cucharada jugo de limón recién exprimido

1 cucharadita romero seco

1 taza vino blanco

Preparación:

Lavar las vieiras bajo agua fría. Poner en una olla profunda y verter el vino blando, romero, jugo de limón, polvo de ajo, sal y aceite de oliva. Añadir 1 taza de agua y hervir. Cocinar hasta que ablande, unos 3-4 minutos. Reducir el fuego a medio y cocinar por 10 minutos más.

Remover del fuego y dejar enfriar. Poner cada vieira en un plato y cepillar con el líquido restante.

Servir con ensalada de espárragos.

Información nutricional por porción: Kcal: 340, Proteínas: 20.9g, Total Carbohidratos: 9.2g, Fibra dietaria: 0.9g, Azúcares: 1.9g, Total Grasas: 15.2g, Grasas Saturadas: 2.3g

7.   Ensalada de Espárragos Silvestres

Ingredientes:

7 onzas espárragos frescos

3 cucharadas aceite de oliva extra virgen

2 dientes de ajo, aplastados

2 cucharadas jugo de limón recién exprimido

½ cucharadita de sal marina

Preparación:

Lavar los espárragos y cortar en trozos de una pulgada. Colar y dejar a un lado.

Calentar el aceite de oliva en una sartén antiadherente grande. Añadir el ajo y freír por 3 minutos. Agregar los espárragos y continuar cocinando por 10 minutos más, revolviendo constantemente.

Remover del fuego y sazonar con sal y jugo de limón.

8.   Sopa de Vegetales Primavera

Ingredientes:

1 zanahoria mediana, en trozos pequeños

2 cebolla de verdeo, picada fina

1 pimiento amarillo, en trozos pequeños y sin semillas

2 tallos de apio, en trozos pequeños

½ taza hojas de apio, en trozos pequeños

½ cucharadita tomillo seco

2 cucharadas manteca

1 cucharadita aceite vegetal

4 tazas caldo vegetal

1 taza leche

1 cucharadita sal

¼ cucharadita pimienta negra molida fresca

Preparación:

Calentar el aceite en una cacerola grande. Añadir la manteca y dejarla derretir. Agregar los trozos de zanahoria, cebolla de verdeo, pimiento y tallos de apio. Cocinar por 10 minutos, revolviendo constantemente.

Verter el caldo vegetal y hervir. Reducir el fuego a medio y añadir leche, hojas de apio, tomillo, sal y pimienta.

Cocinar por 15 minutos más, revolviendo ocasionalmente.

Información nutricional por porción: Kcal: 150, Proteínas: 7.6g, Total Carbohidratos: 8.6g, Fibra dietaria: 1.2g, Azúcares: 6g, Total Grasas: 9.6g, Grasas Saturadas: 5g

9.   Risotto con Pimientos y Pollo

Ingredientes:

12 onzas de pechugas de pollo, sin piel ni hueso, y en trozos pequeños

1 taza de arroz

7 onzas de champiñones, en rodajas

1 pimiento rojo, por la mitad y sin semillas

1 pimiento verde, por la mitad y sin semillas

1 pimiento amarillo, por la mitad y sin semillas

7 onzas de floretes de coliflor

5-6 maíz bebé

½ taza de maíz dulce

2 zanahorias medianas, sin piel y en trozos

 2 cucharadas de aceite de oliva

1 cucharada de manteca

1 cucharadita de sal

½ cucharadita de pimienta negra recién molida

1 cucharadita de romero fresco, picado fino

Preparación:

Poner una taza de arroz en una olla profunda. Añadir 3 tazas de agua y una pizca de sal. Hervir y reducir el fuego a medio/bajo. Cocinar hasta que el agua evapore, revolviendo ocasionalmente. Remover del fuego y dejar a un lado.

Lavar y limpiar los vegetales. Secar y cortar cada pimiento por la mitad. Remover las semillas y cortar en tiras finas. Trozar las zanahorias. Dividir la coliflor en floretes pequeños. Remover las ramas de los champiñones y trozarlos.

Engrasar una sartén grande con 2 cucharadas de aceite y añadir las zanahorias y coliflor. Cocinar por 15 minutos y agregar el maíz, maíz bebé y pimientos. Continuar cocinando por 5 minutos, revolviendo constantemente. Finalmente, añadir los champiñones, revolver y cocinar por 3-4 minutos. Remover del fuego y combinar con el arroz. Dejar a un lado.

Mientras tanto, preparar el pollo. Lavar bajo agua fría y secar con papel de cocina. Poner en una superficie limpia, y remover la piel y huesos. Trozar y poner en una olla profunda. Cocinar hasta que ablande. Colar y combinar con el arroz y vegetales. Servir caliente y cubrir con yogurt griego (opcional).

Información nutricional por porción: Kcal: 530, Proteínas: 30.8g, Carbohidratos: 73g, Fibra dietaria: 8.2g, Azúcares: 12g, Grasas: 15.5g, Grasas Saturadas: 4.1g

10. Pollo Blando con Espinaca

Ingredientes:

2 libras carne de pollo orgánica, oscura y blanca

5 onzas espinaca fresca, trozada

2 tazas de caldo de pollo, casera

2 cucharadas manteca, sin sal

2 cucharadas aceite de oliva

1 cucharadita de sal marina

Preparación:

Lavar la carne y secar con papel de cocina. Trozar en piezas pequeñas.

Lavar la espinaca. Trozar y colar en un colador.

Engrasar una olla profunda con aceite de oliva. Poner el pollo en ella y 2 tazas de caldo de pollo. Añadir sal y cocinar por 1 hora a temperatura media. Cuando la carne ablande, remover del fuego y colar.

Derretir la manteca en una sartén grande a fuego medio/alto. Añadir la espinaca y freír por 3-4 minutos, revolviendo constantemente. Agregar ¼ taza de agua y continuar cocinando hasta que el agua evapore.

Servir todo junto y sazonar con más sal. Puede agregar cúrcuma fresca, pero es opcional.

Información nutricional por porción: Kcal: 484, Proteínas: 57.8g, Carbohidratos: 7.2g, Grasas: 24.7g

11.   Estofado de Garbanzos con Cebolla

Ingredientes:

1 libra garbanzos, en remojo

3 cebollas moradas grandes, sin piel y en rodajas

2 tomates grandes, en trozos

3 onzas perejil, en trozos

2 tazas caldo vegetal

1 cucharada pimienta cayena

3 cucharadas manteca

2 cucharadas aceite de oliva

1 cucharadita sal

½ cucharadita pimienta negra recién molida

Preparación:

Calentar el aceite en una sartén grande. Añadir las cebollas y cocinar hasta que trasluzcan. Agregar los garbanzos, tomates, perejil y caldo vegetal. Añadir la pimienta cayena, sal y pimienta negra.

Reducir el fuego al mínimo y cocinar por 45 minutos, revolviendo ocasionalmente. Servir caliente.

Información nutricional por porción: Kcal: 513, Proteínas: 21.8g, Carbohidratos: 68.3g, Fibra dietaria: 19.4g, Azúcares: 16g, Grasas: 19.1g, Grasas Saturadas: 6g

12.   Estofado Espeso de Tomate

Ingredientes:

2 libras carne de cerdo para estofado

1 berenjena grande, en trozos pequeños

4 tomates grandes, sin piel y en trozos

4 cucharadas aceite de girasol

2 hojas de eneldo

2 cucharadas de pasta de tomate, casera

1 cucharada de Pimienta cayena, molida

½ cucharadita de ají picante, molido (opcional)

½ cucharadita de sal

Preparación:

Lavar el cerdo y sazonar con sal y pimienta.

Engrasar el fondo de una olla grande con aceite. Calentar a fuego medio y añadir el cerdo. Dorar la carne en todos sus lados por 15 minutos. Agregar los tomates y berenjenas, y continuar cocinando 5 minutos más, revolviendo constantemente.

Reducir el fuego al mínimo y añadir 2 tazas de agua. Agregar 2 cucharadas de pasta de tomate casera, pimienta cayena y ají picante (opcional). Tapar y cocinar por 45 minutos.

Información nutricional por porción: Kcal: 408, Proteínas: 49.7g, Carbohidratos: 11.1g, Grasas: 18.1g

13.   Ensalada Fría de Okra

Ingredientes:

7 onzas okra fresca, entera

7 onzas brotes de frijoles, recortados

½ taza frijoles verdes, pre cocidos

2 zanahorias medianas, en tiras

7 onzas tomates cherry, enteros

3.5 onzas maíz bebé, entero

3 dientes de ajo, aplastados

3 cucharadas aceite de oliva extra virgen

¼ taza caldo vegetal

½ cucharadita de sal marina

1 cucharada romero fresco, picado fino

Preparación:

Lavar los vegetales y colarlos. Pelar y cortar las zanahorias en tiras finas. Poner en una sartén antiadherente grande y cocinar por 8-10 minutos, revolviendo constantemente. Remover del fuego y dejar a un lado.

Calentar el aceite y añadir el ajo y romero. Freír hasta que trasluzca, unos 3-4 minutos. Agregar vegetales, caldo vegetal y sal. Cocinar hasta que el líquido evapore.

Remover del fuego y servir caliente.

Información nutricional por porción: Kcal: 235, Proteínas: 7.4g, Carbohidratos: 32.3g, Fibra dietaria: 6.3g, Azúcares: 7.3g, Grasas: 10.2g, Grasas Saturadas: 1.5g

14.   Verdes de Ensalada con Camarones

Ingredientes:

1 libra verdes de ensalada, en trozos

1 libra camarones, enteros

7 onzas pulpo, en trozos pequeños

1 tomate grande, sin piel y picada fina

3 tazas caldo de pescado

4 cucharadas aceite de oliva extra virgen

3 dientes de ajo

2 cucharadas perejil fresco, picado

1 cucharadita de sal marina

Preparación:

Lavar los verdes y colar. Poner en una superficie limpia y trozar. Dejar a un lado.

Poner los camarones y pulpo en una olla profunda. Añadir el tomate trozado y caldo de pescado. Tapar y cocinar por 40 minutos a fuego medio/alto, hasta que el pulpo ablande. Remover del fuego y colar.

Engrasar el fondo de la olla con aceite de oliva y agregar el ajo y perejil. Freír hasta que trasluzca, revolviendo constantemente.

Agregar los verdes de ensalada y cocinar por 10 minutos. Sazonar con sal y revolver. Remover del fuego y servir con camarones y pulpo.

Información nutricional por porción: Kcal: 368, Proteínas: 40.3g, Carbohidratos: 10.9g, Fibra dietaria: 4g, Azúcares: 0g, Grasas: 18.9g, Grasas Saturadas: 3.1g

15. Verdes de Ensalada con Ternera

Ingredientes:

1 libra de pechuga de ternera, en trozos de 1/2 pulgada

2 libras de verdes de ensalada, en trozos

¼ taza de arroz

2 dientes de ajo, aplastados

¼ taza de aceite de oliva

2 cucharadita de sal marina

½ limón exprimido

Preparación:

Lavar la carne bajo agua fría. Secar usando papel de cocina y rociar con sal. Dejar a un lado.

Calentar 3 cucharadas de aceite de oliva en una olla grande. Añadir la carne y dorar. Agregar 1 taza de agua y reducir el fuego. Cocinar hasta que ablande. Añadir el arroz y 1 taza de agua más. Continuar cocinando hasta que el líquido se evapore.

Añadir los verdes, ajo y el aceite de oliva restante. Tapar y cocinar por 5 minutos a fuego mínimo.

Servir caliente.

Información nutricional por porción: Kcal: 410, Proteínas: 33.5g, Carbohidratos: 22.2g, Fibra dietaria: 7.7g, Azúcares: 0g, Grasas: 22.8g, Grasas Saturadas: 5.3g

16.   Sopa Fresca de Tomate y Apio

Ingredientes:

1 libra tomates, sin piel y en trozos

3.5 onzas raíz de jengibre, picada fina

¼ taza hojas de apio frescas, picadas

1 cucharada de albahaca fresca, picada

Sal y pimienta a gusto

5 cucharadas aceite de oliva extra virgen

Preparación:

Precalentar el aceite en una sartén antiadherente grande a fuego medio/alto. Añadir el apio, hojas de apio y albahaca. Sazonar con sal y pimienta, y cocinar por 10 minutos, hasta que dore.

Añadir los tomates y ¼ taza de agua. Reducir el fuego al mínimo y cocinar por 15 minutos, revolviendo constantemente. Agregar 4 tazas de agua (o caldo vegetal) y hervir. Revolver y remover del fuego.

Cubrir con perejil fresco y servir.

Información nutricional por porción: Kcal: 182, Proteínas: 1.4g, Carbohidratos: 6.9g, Fibra dietaria: 1.9g, Azúcares: 3.5g, Grasas: 17.8g, Grasas Saturadas: 2.6g

17.   Sopa Crema de Espárragos

Ingredientes:

2 libras espárrago fresco, recortado

2 cebollas pequeñas, sin piel y picada fina

1 taza de crema pesada

4 tazas de caldo vegetal

2 cucharadas de manteca

1 cucharada de aceite vegetal

½ cucharadita de sal

½ cucharadita de orégano seco

½ cucharadita de pimienta cayena

Preparación:

Lavar y colar los espárragos. Cortar en trozos de 1 pulgada y dejar a un lado.

Derretir la manteca en una sartén grande y añadir aceite. Calentar y agregar las cebollas. Cocinar hasta que trasluzcan.

Añadir los espárragos, orégano, sal y pimienta cayena. Revolver bien y continuar cocinando hasta que los espárragos ablanden.

Añadir el caldo vegetal y mezclar bien para combinar. Cocinar por 15 minutos más, revolviendo ocasionalmente.

Agregar una taza de crema pesada, revolver y servir.

Información nutricional por porción: Kcal: 284, Proteínas: 11g, Carbohidratos: 14.1g, Fibra dietaria: 5.6g, Azúcares: 6.5g, Grasas: 22g, Grasas Saturadas: 11.7g

18.   Ensalada de Piñones Tostados

Ingredientes:

2 onzas de Acelga, en trozos

1 pimiento amarillo mediano, en rodajas

1 manzana verde pequeña, sin centro y en trozos

¼ taza de piñones, levemente tostados

¼ bulbo de hinojo, en trozos pequeños

2 cucharadas de coco

½ cucharadita de sal Himalaya rosa

½ cucharadita de pimienta negra, molida

Preparación:

Mezclar el vinagre, sal y pimienta en un tazón. Dejar a un lado.

Combinar los vegetales en un tazón grande. Añadir las rodajas de manzana y los piñones. Sacudir para combinar y servir.

Información nutricional por porción: Calorías: 85, Proteínas: 2.0g Carbohidratos: 8.8g Grasas: 5.6g

19.   Budín de Arroz Negro con Frambuesas y Semillas de Chía

Ingredientes:

¾ taza de arroz negro

1 taza de leche de almendra

¼ taza de miel

1 cucharada de aceite de coco

¼ cucharadita de sal Himalaya rosa

½ taza de frambuesas

¼ taza de nueces

2 cucharadas de semillas de chía

Preparación:

Hervir 2 tazas de agua. Añadir arroz y reducir el fuego. Tapar y cocinar por 15 minutos.

Agregar 1 taza de leche de almendra, miel, aceite de coco y sal. Continuar cocinando por 5 minutos más. Remover del fuego y dejar enfriar.

Cubrir con frambuesas, nueces y semillas de chía. Servir.

Información nutricional por porción: Kcal: 451, Proteínas: 8.6g, Carbohidratos: 53.9g, Grasas: 24.6g

20.   Ensalada de Palta y Ananá

Ingredientes:

1 taza de trozos de palta

1 taza de trozos de ananá

1 taza de sandía

1 taza de crema agria

1 taza de espinaca, picada

1 cucharada de miel

1 cucharadita de extracto de vainilla

1 cucharada de semillas de linaza

Preparación:

En un tazón mediano, combinar la crema agria, miel, extracto de vainilla y semillas de linaza. Revolver para combinar y dejar a un lado.

Lavar y preparar los vegetales.

Pelar la palta y ananá y cortar por la mitad. Remover el carozo de la palta y trozarla junto con el ananá. Poner en un tazón de ensalada grande y dejar a un lado.

Cortar un gajo de sandía grande y pelarlo. Trozar y desechar las semillas. Añadirlo al tazón de la ensalada y dejar a un lado.

Lavar la espinaca bajo agua fría y trozarla. Añadirla al tazón con las frutas.

Verter la mezcla de crema agria sobre la ensalada y sacudir para combinar los ingredientes.

Refrigerar por 15 minutos antes de servir.

Información nutricional por porción: Kcal: 346, Proteínas: 4.7g, Carbohidratos: 25.5g, Grasas: 26.5g

21.   Manzanas Verdes Deliciosas con Brócoli

Ingredientes:

2 tazas de brócoli, por la mitad

2 manzanas verdes grandes, en trozos

2 cucharadas de aceite de oliva

1 cucharada de perejil seco

½ cucharadita de sal Himalaya rosa

3 tazas de agua

Preparación:

Hervir el agua en una olla profunda. Añadir el brócoli y cocinar por 20 minutos, hasta que ablande. Remover del fuego y colar. Dejar enfriar y cortar por la mitad.

Lavar y trozar las manzanas. Combinarlas con el brócoli en un tazón y sazonar con aceite de oliva y sazón de ensalada.

Información nutricional por porción: Kcal: 291 Proteínas: 4.2g, Carbohidratos: 13.2g, Grasas: 14.7g

22. Batido de Leche de Almendra y Espinaca

Ingredientes:

2 tazas de espinaca bebé, en trozos

1 taza de leche de almendra

½ palta, en trozos

½ taza hojas de menta fresca

1 taza de agua

1 cucharada de miel

Un puñado de cubos de hielo

Preparación:

Combinar los ingredientes en una licuadora y pulsar hasta que esté suave. Servir frío.

Información nutricional por porción: Kcal: 427 Proteínas: 5.3g, Carbohidratos: 22.6g, Grasas: 38.7g

23.   Sopa de Pollo Casera

Ingredientes:

1 libra carne de pollo

½ taza de fideos de sopa

4 tazas de caldo de pollo

Un puñado de perejil fresco

1 cucharadita de sal

¼ cucharadita de pimienta negra recién molida

Preparación:

Lavar el pollo bajo agua fría y secar con papel de cocina. Trozar en piezas pequeñas, rociar con sal y poner en una olla profunda.

Verter el caldo de pollo y tapar. Cocinar por 45 minutos a fuego medio/alto.

Añadir los fideos de sopa y reducir el fuego al mínimo. Cocinar por 5 minutos.

Rociar con pimienta negra y perejil.

Servir caliente.

Información nutricional por porción: Kcal: 282, Proteínas: 38.6g, Carbohidratos: 6g, Fibra dietaria: 0g, Azúcares: 0.6g, Grasas: 10.2g, Grasas Saturadas: 2.8g

24.   Estofado de Acelga con Carne de Pollo

Ingredientes:

2 libras carne de pollo, oscura y blanca

2 libras Acelga, en trozos

2 tazas de caldo de pollo

2 cucharadas manteca, sin sal

2 cucharadas aceite de oliva

1 cucharadita de sal marina

Preparación:

Lavar la carne bajo agua fría y secar con papel de cocina. Trozar en piezas pequeñas.

Lavar la acelga. Trozar y colar.

Poner la carne en una olla grande. Añadir 2 tazas de caldo de pollo, sazonar con sal y hervir. Cocinar hasta que ablande. Remover del fuego y colar. Reservar el líquido para otra receta.

En la misma olla, derretir la manteca a fuego medio/alto. Añadir la acelga y freír por 5 minutos. Sazonar con sal, pimienta o incluso cúrcuma. Servir con el pollo.

Información nutricional por porción: Kcal: 484, Proteínas: 57.8g, Carbohidratos: 7.2g, Fibra dietaria: 3g, Azúcares: 2.3g, Grasas: 24.7g, Grasas Saturadas: 7.6g

25.   Estofado de Frijoles

Ingredientes:

7 onzas frijoles rojos, pre cocidos

2 zanahorias medianas, en trozos

2 tallos de apio

1 cebolla grande, sin piel y picada fina

2 cucharadas de pasta de tomate

1 cucharada de harina común

½ cucharadas de pimienta cayena

1 hoja de laurel

1 taza de caldo vegetal

3 cucharadas de aceite de oliva extra virgen

1 cucharadita de sal

Un puñado de perejil fresco

Preparación:

Lavar el apio y trozar en piezas de ½ pulgada. Dejar a un lado.

Pelar las zanahorias y remover las capas externas. Trozar en piezas pequeñas.

Calentar el aceite de oliva en una sartén mediana y añadir las cebollas. Saltear hasta que trasluzca. Añadir los tallos de apio y zanahorias trozadas. Continuar cocinando por 5 minutos más, añadiendo 1 cucharada de caldo vegetal por vez.

Agregar los frijoles rojos, pimienta cayena, hoja de laurel, sal, perejil y pasta de tomate. Añadir 1 cucharada de harina y verter el caldo restante.

Cocinar por 25 minutos a fuego medio/alto, revolviendo constantemente.

Rociar con perejil fresco y servir caliente.

Información nutricional por porción: Kcal: 311, Proteínas: 13.7g, Carbohidratos: 40.8g, Fibra dietaria: 9.8g, Azúcares: 5.5g, Grasas: 11.6g, Grasas Saturadas: 1.7g

26.   Estofado de Camarones Magros con Brotes de Bruselas

Ingredientes:

1 libra de camarones frescos, limpios

7 onzas de brotes de Bruselas, sin hojas externas

5 onzas de okra, entera

2 zanahorias pequeñas, en rodajas

3 onzas de maíz bebé

2 tazas de caldo de pollo

2 tomates grandes, en cubos

2 cucharadas de pasta de tomate

½ cucharadita de ají picante, molido

¼ cucharadita de pimienta negra molida fresca

1 cucharadita de sal marina

1 taza de aceite de oliva

¼ taza de vinagre balsámico

1 cucharada de romero fresco, picado fino

1 tallo de apio pequeño, para decorar

2 cucharadas de crema agria, opcional

Preparación:

Lavar los camarones bajo agua fría y colar. Dejar a un lado.

Combinar el aceite de oliva, vinagre balsámico, romero, sal y pimienta en un tazón grande. Revolver bien y poner los camarones en el tazón. Refrigerar por 20 minutos.

Mientras tanto, lavar y preparar los vegetales. Recortar las capas externas de los brotes de Bruselas y rebanar las zanahorias.

Primero, poner los tomates en una olla profunda, junto con la pasta de tomate, 2 cucharadas de aceite de oliva y ají picante. Cocinar por 15 minutos, a fuego medio/alto, revolviendo constantemente. Remover a un tazón mediano y tapar. Dejar a un lado.

Verter el caldo de pollo en la olla y añadir los brotes de Bruselas, zanahorias y okra. Rociar con sal, pimienta y tapar. Cocinar por 20 minutos, revolviendo ocasionalmente.

Cuando los vegetales ablanden, removerlos de la olla. Dejar a un lado.

Poner los camarones en el caldo restante y hervir. Añadir agua si es necesario y cocinar por 7 minutos. Colar y dejar a un lado.

Precalentar el aceite restante en una cacerola grande a fuego medio/alto. Añadir los vegetales y el maíz bebé. Revolver bien y cocinar por 2-3 minutos. Remover del fuego y transferir a un tazón. Añadir los camarones y salsa de tomate.

Información nutricional por porción: Kcal: 193, Proteínas: 15.7g, Carbohidratos: 20g, Fibra dietaria: 4.3g, Azúcares: 5.2g, Grasas: 7.2g, Grasas Saturadas: 1.4g

27.   Omelette de Puerro

Ingredientes:

1 libra puerro fresco, en trozos pequeños

7-8 dientes de ajo, enteros

1 cucharada manteca, sin sal

2 cucharadas aceite de oliva

4 huevos grandes

1 cucharadita sal

Preparación:

En una sartén grande, calentar el aceite de oliva y añadir el puerro trozado y dientes de ajo enteros. Cocinar por 10 minutos, revolviendo constantemente.

Añadir 1 cucharada de manteca y los huevos, pero asegúrese de mantenerlos enteros.

Cocinar por 3 minutos más y remover del fuego.

Servir inmediatamente.

Información nutricional por porción: Kcal: 468, Proteínas: 16.7g, Carbohidratos: 36.3g, Fibra dietaria: 4.3g, Azúcares: 9.7g, Grasas: 30.4g, Grasas Saturadas: 8.8g

28.   Batido Primaveral de Espinaca

Ingredientes:

¼ taza de espinaca, picada

¼ taza de brócoli, picado

1 cucharada de nueces, molidas

1 cucharada de avellanas, molidas

2 tazas de agua

¼ cucharadita de jengibre, molido

Un puñado de cubos de hielo

Preparación:

Combinar la espinaca y brócoli en un colador y lavar bajo agua fría. Colar y poner en una licuadora junto con los otros ingredientes. Pulsar por 30 segundos y luego transferir a un vaso.

Añadir cubos de hielo y servir inmediatamente.

Información nutricional por porción: Kcal: 44, Proteínas: 1.7g, Carbohidratos: 1.8g, Grasas: 3.8g

29. Envueltos de Hamburguesa de Lentejas

Ingredientes:

1 taza lentejas, pre cocidas

1 onzas espinaca, picada

¼ taza queso feta

1 cucharadita romero fresco, picado fino

¼ taza pan rallado

5 cucharadas aceite de oliva

1 cebolla, sin piel y en rodajas

3 cucharadas maíz dulce

Un puñado de lechuga fresca, trozada fina

5-6 tomates cherry

5 tortillas de grano entero

Preparación:

En un tazón grande, combinar las lentejas con la espinaca, queso feta, romero, pan rallado y 3 cucharadas de aceite de oliva. Formar bolas pequeñas y aplastarlas en el medio. Dejar a un lado.

Calentar el aceite restante en una sartén grande. Poner las hamburguesas en la sartén y cocinar por 2-3 minutos de cada lado.

Mientras tanto, rociar agua en cada envuelto y calentarlo en el microondas por 1 minuto. Dejar a un lado.

Dividir las hamburguesas entre las 5 tortillas. Añadir lechuga, cebollas, maíz y tomates cherry a cada una. Enrollar y asegurar con palillos de madera.

Servir inmediatamente.

Información nutricional por porción: Kcal: 496, Proteínas: 17.6g, Carbohidratos: 66.6g, Fibra dietaria: 16.1g, Azúcares: 5.7g, Grasas: 19.5g, Grasas Saturadas: 3.4g

30.   Untado de Lentejas

Ingredientes:

1 libra de lentejas, pre cocidas

1 taza de maíz dulce

3 tomates grandes, en cubos

3 cucharadas de pasta de tomate

½ cucharadita de orégano seco, molido

2 cucharadas de Queso parmesano

1 cucharadita de sal

½ cucharadita de copos de pimienta roja

3 cucharadas de aceite de oliva

¼ taza de caldo vegetal

Preparación:

Calentar aceite de oliva en una olla mediana. Añadir los tomates, pasta de tomate, y ½ taza de agua. Rociar con orégano y hervir. Cocinar por 5 minutos, revolviendo constantemente.

Añadir las lentejas, maíz dulce y caldo. Hervir y cocinar a fuego medio por 15 minutos.

Remover del fuego y dejar enfriar completamente. Transferir a una nevera y dejar enfriar por 30 minutos antes de servir.

Cubrir con parmesano rallado y servir.

Información nutricional por porción: Kcal: 297, Proteínas: 17.3g, Carbohidratos: 41.9g, Fibra dietaria: 19g, Azúcares: 4.4g, Grasas: 7g, Grasas Saturadas: 1.4g

31.   Arroz Negro con Vegetales Estofados

Ingredientes:

1 taza de arroz negro, sin cocinar

8oz coliflor fresca

2 zanahorias medianas, en rodajas

1 raíz de apio mediana, en rodajas

1 cucharadita de sal Himalaya rosa

½ cucharadita de pimienta negra recién molida

2 cucharadas de aceite de coco

1 cucharada de apio fresco, picado fino

Preparación:

Poner una taza de arroz negro en una olla profunda. Añadir 3 tazas de agua y hervir. Reducir el fuego y continuar cocinando hasta que el líquido evapore. Remover del fuego y dejar a un lado.

Mientras tanto, hervir los vegetales y cocinar hasta que ablande. Remover del fuego y colar.

Derretir el aceite de coco a fuego medio/alto. Añadir el arroz cocido, sal, pimienta, y freír por 3-4 minutos. Mezclar bien y servir con vegetales en rodajas.

Añadir apio picado y servir caliente.

Información nutricional por porción: Kcal: 399 Proteínas: 10g, Carbohidratos: 84.8g, Grasas: 2.7g

32. Estofado Magro de Brócoli con Tomillo

Ingredientes:

2 onzas brócoli fresco

Un puñado de perejil fresco, picado

1 cucharadita de tomillo seco, molido

1 cucharada de jugo de limón recién exprimido

3 cucharadas de aceite de coco

1 cucharada de crema de anacardos

Preparación:

Poner el brócoli en una olla profunda y verter agua hasta cubrir. Hervir y cocinar hasta que ablande. Remover del fuego y colar.

Transferir a una procesadora. Añadir perejil fresco, tomillo y ½ taza de agua. Pulsar hasta que esté suave. Retornar a la olla y añadir más agua. Hervir y cocinar por varios minutos más a temperatura mínima.

Agregar aceite de coco y crema de anacardos, y rociar con jugo de limón fresco. Servir caliente.

Información nutricional por porción: Kcal: 377 Proteínas: 1.8g, Carbohidratos: 4.7g, Grasas: 41.2g

33.   Risotto con Esperinque Marinado

Ingredientes:

1 libra esperinques frescos, limpios y sin cabeza

1 taza aceite de oliva extra virgen

½ taza jugo de limón recién exprimido

¼ taza jugo de naranja recién exprimido

1 cucharada Mostaza de Dijon

1 cucharadita romero fresco, picado fino

2 dientes de ajo, aplastados

1 cucharadita de sal marina

½ taza de arroz

7 onzas okra

1 zanahoria grande, en rodajas

¼ taza frijoles verdes, en remojo por la noche

7 onzas tomates cherry, por la mitad

4 cucharadas aceite vegetal

2 tazas caldo de pescado

Preparación:

En un tazón grande, combinar el aceite de oliva con el jugo de limón, jugo de naranja, Dijon, ajo, sal y romero. Revolver bien y sumergir el pescado en esta mezcla. Refrigerar por 1 hora.

Mientras tanto, engrasar el fondo de una olla mediana con aceite vegetal. Añadir las zanahorias, guisantes, tomates cherry y okra. Cocinar por 10 minutos, revolviendo constantemente.

Agregar el arroz y caldo de pescado. Hervir y cocinar por 10 minutos a fuego medio/alto.

Remover el pescado de la nevera y añadirlo a la olla junto con la mitad de la marinada. Continuar cocinando por 5 minutos más.

Información nutricional por porción: Kcal: 583, Proteínas: 30.1g, Carbohidratos: 24.7g, Fibra dietaria: 3.2g, Azúcares: 4.4g, Grasas: 40.7g, Grasas Saturadas: 6.8g

34.   Filetes de Bagre Cítricos

Ingredientes:

1 libra filetes de bagre

1 taza de aceite de oliva

½ limón, en rodajas

¼ taza de jugo de limón recién exprimido

1 cucharadita de romero seco, molido

1 cucharada de perejil fresco, picado

3 dientes de ajo, aplastados

¼ cucharadita de sal Himalaya rosa

Preparación:

Lavar los filetes bajo agua fría y secar con papel de cocina.

Combinar el aceite de oliva, jugo de limón, romero, perejil, ajo y sal en un tazón, y revolver bien. Sumergir los filetes en esta mezcla y refrigerar por 30 minutos (hasta 2 horas).

Mientras tanto, precalentar el horno a 300 grados. Poner papel de cocina en una fuente de hornear y dejar a un lado.

Remover el pescado de la nevera y transferirlo a la fuente. Añadir la mitad de la marinada y hornear por 30 minutos.

Remover del horno, rociar con marinada y servir con rodajas de limón y vegetales a elección.

Información nutricional por porción: Kcal: 421, Proteínas: 27g, Carbohidratos: 2.6g, Grasas: 34g

35. Nueces Pecanas Tostadas con Ensalada de Rúcula

Ingredientes:

1 libra de rúcula fresca, en trozos

1 manzana grande, sin centro y en gajos

2 cucharadas de jugo de limón recién exprimido

1 cebolla pequeña, en rodajas

2 cucharadas de aceite de oliva extra virgen

2 onzas de nueces pecanas, en trozos

1 cucharada de miel líquida

1 cucharadita de sal Himalaya rosa

¼ cucharadita de pimienta negra molida fresca

Preparación:

Precalentar el horno a 300°.

Poner papel de cocina sobre una fuente de hornear y esparcir las nueces encima. Llevar al horno por 10 minutos, o hasta que doren. Remover del horno y dejar enfriar.

En un tazón pequeño, combinar el jugo de limón, aceite, miel, sal y pimienta. Revolver hasta que esté bien incorporado y dejar a un lado.

Lavar la rúcula bajo agua fría, colarla y trozarla en un tazón de ensalada. Dejar a un lado.

Lavar la manzana y cortarla por la mitad. Remover el centro y cortar en gajos. Añadirla al tazón con la rúcula y dejar a un lado.

Pelar la cebolla y cortarla en rodajas finas. Agregarla al tazón de ensalada.

Rociar la ensalada con el aderezo y sacudir para combinar. Cubrir con las nueces tostadas y servir inmediatamente.

Información nutricional por porción: Kcal: 241, Proteínas: 4.9g, Carbohidratos: 20.1g, Grasas: 18g

36.   Rollos de Arroz

Ingredientes:

40 hojas de vino, frescas

1 taza de arroz negro

2 cucharadas aceite de oliva

3 dientes de ajo, aplastados

¼ taza de jugo de limón recién exprimido

2 cucharadas menta fresca

½ cucharadita de sal Himalaya rosa

Preparación:

Lavar las hojas de vino una por vez. Poner en una superficie limpia. Engrasar el fondo de una olla profunda con aceite y hacer una capa con las hojas. Dejar a un lado.

En un tazón mediano, combinar el arroz con el aceite, ajo, menta, sal y pimienta. Poner una hoja de vino en una superficie y agregar una cucharadita de relleno al final. Doblar por la mitad y enrollar firmemente. Transferir a la olla.

Agregar 2 tazas de agua y jugo de limón. Tapar y cocinar por 30 minutos a fuego medio/alto.

Remover de la olla y dejar enfriar por la noche en la nevera.

Información nutricional por porción: Kcal: 313, Proteínas: 2.9g, Carbohidratos: 30.4, Grasas: 20.5g

37.   Ensalada Asiática de Espárragos

Ingredientes:

1 libra de espárragos, recortados

1 taza de cebollas de verdeo, picada

1 taza de repollo morado, picado

1 cucharada de vinagre de vino blanco

1 cucharada de aceite de oliva

½ cucharadita de jengibre, rallado fresco

½ cucharadita de sal Himalaya rosa

¼ cucharadita de pimienta negra, molida

Preparación:

Poner los espárragos en una olla de agua hirviendo. Cocinar por 3-5 minutos. Remover del fuego y remojar en agua fría.

Mientras tanto, combinar el aceite de canola, jengibre, vinagre, chile, sal y pimienta en un tazón.

Colar los espárragos y ponerlos en un tazón grande. Añadir las cebollas de verdeo y repollo colorado. Rociar con el aderezo y sacudir para combinar. Servir inmediatamente.

Información nutricional por porción: Kcal: 91, Proteínas: 4.3g, Carbohidratos: 10.2g, Grasas: 5.0g

38. Gachas Cítricas de Quínoa

Ingredientes:

1 taza de quínoa blanca

2 cucharadas de jugo de limón recién exprimido

¼ cucharadita de sal Himalaya rosa

1 cucharadita de ralladura de limón fresca

2 tazas de caldo vegetal, sin sal

1 cucharada de aceite de coco

Preparación:

Combinar la quínoa y agua en una olla mediana. Hervir y reducir el fuego al mínimo. Añadir el jugo de limón y la manteca. Rociar con ralladura de limón y una pizca de sal. Tapar y cocinar por otros 15 minutos. Remover del fuego y servir.

Información nutricional por porción: Kcal: 132, Proteínas: 3.7g, Carbohidratos: 18.1g, Grasas: 6.8g

39.   Estofado Rojo de Abadejo

Ingredientes:

1 libra filete de abadejo

4 dientes de ajo, aplastados

4 tomates grandes, sin piel

2 hojas de laurel, enteras

2 tazas caldo de pescado

1 cucharadita pimienta negra recién molida

1 cebolla grande, sin piel y picada fina

½ taza aceite de oliva extra virgen

1 cucharadita sal marina

Preparación:

En una sartén grande, calentar 2 cucharadas de aceite de oliva. Añadir la cebolla y cocinar hasta que trasluzca, revolviendo constantemente. Añadir los tomates y continuar cocinando hasta que ablande completamente, añadiendo caldo de pescado de vez en cuando.

Cuando los tomates se hayan ablandado y el líquido evaporado, agregar los ingredientes restantes y 1 taza de agua. Hervir y cocinar por 15 minutos.

Información nutricional por porción: Kcal: 404, Proteínas: 28.1g, Carbohidratos: 9.5g, Fibra dietaria: 2.6g, Azúcares: 5.1g, Grasas: 28.9g, Grasas Saturadas: 4.5g

40.   Arroz con Semillas de Sésamo y Cordero

Ingredientes:

1 taza de arroz

1 taza de frijoles verdes

14 onzas de cordero, cortes blandos

3 cucharadas de semillas de sésamo

3 tazas de caldo de carne

1 cucharadita de sal marina

1 hoja de laurel

½ cucharadita de tomillo seco

3 cucharadas de manteca

Preparación:

Lavar la carne y cortarla en rodajas de ½ pulgada de espesor. Poner en una olla a presión y añadir el caldo de carne. Sellar la tapa y cocinar por 20 minutos. Liberar el vapor y remover la carne, pero reservar el caldo.

Transferir el líquido a una olla profunda. Añadir el arroz, frijoles verdes y el caldo restante. Hervir y reducir el fuego al mínimo. Cocinar por 10 minutos más, revolviendo ocasionalmente.

Remover del fuego y añadir 3 cucharadas de manteca y semillas de sésamo.

Servir inmediatamente.

Información nutricional por porción: Kcal: 498, Proteínas: 34.4g, Carbohidratos: 43.9g, Fibra dietaria: 3.3g, Azúcares: 2.1g, Grasas: 19.7g, Grasas Saturadas: 8.6g

41.   Sopa de Espinaca y Cordero

Ingredientes:

1 libra cordero

7 onzas espinaca, trozada

2 cebollas medianas, picadas fina

3 cucharadas aceite de oliva

4 tazas caldo de carne

½ cucharadita de sal marina

½ cucharadita Mezcla de sazón italiano

Preparación:

Lavar la carne y frotarla con sal marina y mezcla de sazón italiano. Poner en una olla profunda y añadir el caldo. Hervir y cocinar por 45 minutos.

Remover del fuego y dejar a un lado.

Engrasar el fondo de una sartén grande con aceite de oliva. Añadir las cebollas y freír por 5 minutos. Agregar la espinaca y continuar cocinando 5 minutos más.

Finalmente, añadir la carne, caldo y 1 taza de agua más. Hervir y remover del fuego.

Servir inmediatamente.

Información nutricional por porción: Kcal: 373, Proteínas: 38.7g, Carbohidratos: 7.8g, Fibra dietaria: 2.3g, Azúcares: 3.2g, Grasas: 20.4g, Grasas Saturadas: 4.9g

42. Ensalada de Remolacha, Manzana y Espinaca

Ingredientes:

1 remolacha grande, al vapor y en rodajas

2 tazas de espinaca, recortada

2 cebolla de verdeo, picada fina

1 manzana verde pequeña

¼ taza de aceite de oliva

2 cucharadas de jugo de lima fresco

1 cucharada de miel

1 diente de ajo, aplastado

1 cucharadita de vinagre de sidra de manzana

¼ cucharadita de pimienta negra recién molida

¼ cucharadita de sal Himalaya rosa

Preparación:

Poner la remolacha en una olla profunda. Verter agua hasta cubrir y cocinar por 40 minutos. Remover la piel y cortar. Transferir a un tazón. Combinar el aceite de oliva, vinagre, sidra, sal, pimienta y miel. Verter sobre la remolacha y sacudir para combinar. Dejar reposar por 30 minutos.

Lavar y secar la manzana. Cortar en tiras finas y combinar con la remolacha, cebolla de verdeo y espinaca. Añadir el ajo y mezclar bien. Servir.

Información nutricional por porción: Kcal: 365 Proteínas: 3.3g, Carbohidratos: 37.1g, Grasas: 25.8g

43. Verdes de Remolacha y Col Rizada con Aderezo de Ajo

Ingredientes:

1 taza de verdes de remolacha, lavados y en trozos

2 tazas de col rizada, lavada y en trozos

2 cebolla de verdeo, picada fina

Para el aderezo:

2 dientes de ajo, aplastados

3 cucharadas de cilantro, picado fino

1 naranja

¼ taza de anacardos crudos

¼ taza de aceite de oliva

Una pizca de sal Himalaya rosa

Preparación:

Combinar los ingredientes del aderezo en una procesadora y mezclar hasta que esté cremoso. Dejar a un lado.

Poner los verdes de remolacha en una cacerola y verter agua hasta cubrir. Hervir y cocinar por un par de minutos. Remover del fuego y colar. Dejar enfriar por un rato y transferir a un tazón. Añadir la col rizada trozada y cebolla de verdeo. Verter el aderezo encima y sacudir para combinar.

Información nutricional por porción: Kcal: 407 Proteínas: 6.8g, Carbohidratos: 26.6g, Grasas: 33.4g

44.   Sopa Espesa de Pescado con Guisantes

Ingredientes:

7 onzas filetes de caballa

½ taza de sémola de trigo, en remojo

½ taza de porotos, en remojo

¼ taza maíz dulce

1 libra tomates frescos, sin piel y en trozos

4 tazas caldo de pescado

4 cucharadas aceite de oliva extra virgen

1 cucharadita de sal marina

1 cucharadita romero fresco, picado fino

3 dientes de ajo, aplastados

Preparación:

Engrasar el fondo de una olla profunda con aceite de oliva. Añadir el ajo y tomates, y cocinar por 5 minutos a fuego medio.

Agregar el romero, caldo de pescado, sal, maíz, frijoles y sémola de trigo. Tapar y reducir el fuego al mínimo. Cocinar por 20 minutos.

Finalmente, añadir los filetes de caballa y cocinar por 10 minutos más.

Servir inmediatamente.

Información nutricional por porción: Kcal: 479, Proteínas: 26.8g, Carbohidratos: 38.3g, Fibra dietaria: 8.2g, Azúcares: 3.9g, Grasas: 25.7g, Grasas Saturadas: 4.7g

45. Sopa Espesa de Lenteja

Ingredientes:

1 taza de lentejas marrones

1 cebolla grande, sin piel y picada fina

2 zanahorias grandes, en rodajas

1 batata grande, sin piel y en trozos

2 tallos de apio grandes, en rodajas

3 cucharadas de aceite de oliva extra virgen

3 dientes de ajo grandes, molidos

4 tazas de caldo de carne

1 cucharadita de tomillo seco

1 cucharadita de sal

¼ cucharadita de pimienta negra recién molida

Preparación:

En una olla mediana, calentar el aceite y añadir las cebollas, ajo y apio. Cocinar por 5 minutos, revolviendo constantemente.

Agregar las lentejas, zanahorias y papa. Condimentar con sal, pimienta y tomillo. Verter el caldo y mezclar bien.

Tapar y hervir. Reducir el fuego al mínimo y cocinar por 20 minutos.

Remover del fuego y servir inmediatamente.

Información nutricional por porción: Kcal: 541, Proteínas: 30.8g, Carbohidratos: 44.3g, Fibra dietaria: 14.9g, Azúcares: 4.7g, Grasas: 26.7g, Grasas Saturadas: 7g

46. Ensalada de Huevo

Ingredientes:

3 huevos, hervidos

1 pimiento amarillo, en rodajas y sin semillas

1 cebolla morada, en rodajas

1 tomate mediano, en trozos

1 pepino pequeño, en rodajas

Un puñado de lechuga, despedazada

7 onzas queso de cabra fresco

1 cucharadita de sal marina

4 cucharadas aceite de oliva extra virgen

1 cucharada jugo de limón recién exprimido

Preparación:

Hervir una olla mediana con agua. Poner los huevos y cocinar por 10 minutos. Remover del fuego, colar y dejar enfriar.

Mientras tanto, combinar los vegetales en un tazón grande. Pelar y rebanar los huevos. Transferir al tazón. Añadir el queso de cabra fresco y sazonar con sal.

Rociar con aceite de oliva y jugo de limón recién exprimido. Servir inmediatamente.

Información nutricional por porción: Kcal: 389, Proteínas: 16.4g, Carbohidratos: 11.1g, Grasas: 32.4g

OTROS TITULOS DE ESTE AUTOR

70 Recetas De Comidas Efectivas Para Prevenir Y Resolver Sus Problemas De Sobrepeso: Queme Calorías Rápido Usando Dietas Apropiadas y Nutrición Inteligente

Por

Joe Correa CSN

48 Recetas De Comidas Para Eliminar El Acné: ¡El Camino Rápido y Natural Para Reparar Sus Problemas de Acné En 10 Días O Menos!

Por

Joe Correa CSN

41 Recetas De Comidas Para Prevenir el Alzheimer: ¡Reduzca El Riesgo de Contraer La Enfermedad de Alzheimer De Forma Natural!

Por

Joe Correa CSN

70 Recetas De Comidas Efectivas Para El Cáncer De Mama: Prevenga Y Combata El Cáncer De Mama Con una Nutrición Inteligente y Alimentos Poderosos

Por

Joe Correa CSN

www.ingramcontent.com/pod-product-compliance
Lightning Source LLC
Chambersburg PA
CBHW030259030426
42336CB00009B/454